I0695524

Helbredelsen af Homo Erectus:

Den selv-kiropraktiske healingsguide til et oprejst liv

Af: John Mercola

Indhold

Ansvarsfraskrivelse

Oplysningerne i denne bog er kun beregnet til generel viden og informationsformål. Den er ikke tænkt som en erstatning for professionel medicinsk rådgivning, diagnose eller behandling.

Indholdet i denne bog er baseret på historisk, anekdotisk og videnskabelig forskning, og selvom der er gjort en indsats for at sikre nøjagtighed, er medicinsk viden og forståelse i konstant udvikling.

Læserne rådes kraftigt til at rådføre sig med kvalificeret sundhedspersonale, såsom læger, onkologer eller andre medicinske eksperter, før de træffer beslutninger eller påbegynder behandlingsplaner i forbindelse med kræft eller andre medicinske tilstande.

Hver enkelt persons medicinske situation er unik, og beslutninger om behandling bør træffes i samarbejde med en sundhedsperson, der kan tage højde for patientens specifikke sygehistorie, aktuelle sundhedstilstand og individuelle behov.

Forfatteren og udgiveren af denne bog er ikke ansvarlig for eventuelle negative virkninger eller konsekvenser som følge af brugen af de oplysninger, der gives i denne bog.

Læserne opfordres til at udvise kritisk dømmekraft og diskretion, når de overvejer alternative eller komplementære behandlingsmetoder, der omtales i denne bog.

Denne bog fungerer som et udgangspunkt for at forstå de potentielle fordele ved naturlige terapier i kræftbehandling, men den er ikke en erstatning for professionel lægehjælp.

At genvinde Homo Erectus:

<u>Den selv-kiropraktiske healingsguide til et oprejst liv</u>

Hippokrates, Avicenna (ابن سينا) og Maimonides (موسى بن ميمون) lagde stor vægt på skelettet og rygsøjlens tilstand. Begge kom fra forskellige religioner og kulturer (det antikke Grækenland, muslimsk, jødisk), men alle er enige om én sandhed, nemlig at rygsøjlens tilstand er vigtig for menneskekroppens sundhed. De vidste intuitivt, at energi strømmer gennem rygsøjlen. Den moderne medicin ignorerer rygsøjlen og dens tilstand i forbindelse med sundhed og sygdom.

Avicenna i den medicinske kanon nævner ikke en eneste sygdom eller et eneste organ, der skal behandles, uden at subluksationen eller afvigelsen i ryghvirvlerne bliver rettet og kureret for at genetablere strømmen til det organ, der er i smerte og opfører sig som en flimrende pære, der venter på, at den konstante strøm skal komme og tænde den. De gjorde dette, før Dr. Palmer skabte den kiropraktiske skole, eller Dr. Still skabte osteopatien.

Man kan ikke kurere eller helbrede mekaniske problemer med kemiske stoffer. Hvis ryghvirvlerne T9 eller T10 er ude af drift, kan du ikke kurere leverproblemer med piller eller tilskud, for tilskuddet, strømmen, er der ikke. Du slår en død hest.

Selvkiropraktisk healing er en unik tilgang til rygsundhed, der giver folk mulighed for at tage kontrol over deres velbefindende ved at praktisere selvjusteringsteknikker. Denne gør-det-selv-metode fokuserer på at heale og justere dine egne ryghvirvler, afhjælpe subluksationer og korrigere kropsholdningen uden behov for dyre professionelle kiropraktiske behandlinger. Det smukke ved selv-kiropraktisk healing er, at det er tilgængeligt - det er velegnet til både børn og voksne.

Ved hjælp af en række sikre øvelser, der er nemme at følge, kan den enkelte tage på en rejse med egenomsorg, der ikke kun fremmer rygsøjlens sundhed, men også forbedrer den generelle vitalitet og velvære.

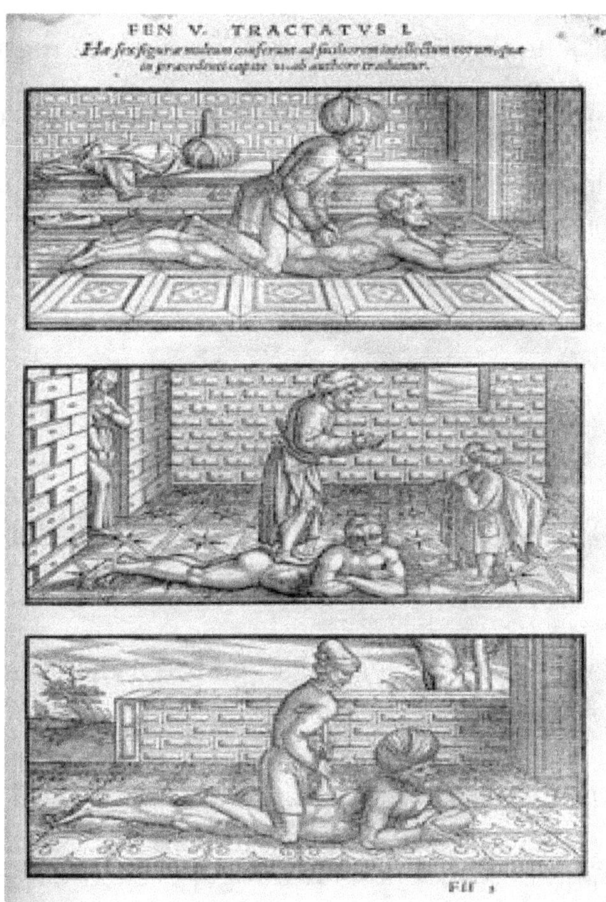

Forståelse af selv-kiropraktisk helbredelse

Kiropraktik er et veletableret område inden for alternativ medicin, der primært beskæftiger sig med diagnosticering og behandling af mekaniske lidelser i bevægeapparatet, især rygsøjlen. Traditionel kiropraktisk behandling involverer typisk manuelle justeringer udført af uddannede fagfolk. Men selvkiropraktisk healing tilbyder en alternativ vej, der giver enkeltpersoner mulighed for at foretage rygjusteringer uafhængigt.

Essensen af selvkiropraktisk healing drejer sig om troen på, at menneskekroppen har en medfødt evne til at helbrede og vedligeholde sig selv, når den er korrekt justeret. Ved at anvende blide og kontrollerede teknikker kan enkeltpersoner stimulere denne medfødte helbredende kraft, løse mindre rygproblemer og forbedre deres generelle sundhed og vitalitet.

Principperne for selv-kiropraktisk helbredelse

Selvkiropraktisk healing bygger på flere grundlæggende principper, der styrer dens praksis:

Justering: Det centrale fokus for selvkiropraktisk healing er justering af rygsøjlen. En korrekt justering af rygsøjlen er afgørende for det generelle helbred, da det sikrer, at nervesystemet kan fungere optimalt og overføre vitale signaler mellem hjernen og kroppen.

<u>Lindring af subluxation</u>: Subluxationer, som er fejlstillinger i ryghvirvlerne, kan føre til ubehag og smerte. Selvkiropraktisk healing har til formål at lindre subluxationer gennem blide manipulationsteknikker.

<u>Korrektion af kropsholdning</u>: Dårlig kropsholdning kan bidrage til forskellige helbredsproblemer, herunder smerter i bevægeapparatet og nedsat mobilitet. Selvkiropraktiske healingøvelser er designet til at korrigere holdningsproblemer og fremme en bedre rygsundhed.

<u>Selvstændiggørelse</u>: Selvkiropraktisk healing giver den enkelte mulighed for at spille en aktiv rolle i sit eget helbred og velbefindende. Ved at lære og anvende disse teknikker kan den enkelte reducere sin afhængighed af dyre professionelle kiropraktiske behandlinger.

Sikre og nemme øvelser at udføre

En af de vigtigste egenskaber ved selvkiropraktisk healing er dens enkelhed. De involverede øvelser er sikre og kan udføres med lethed. Når øvelserne udføres konsekvent, kan de give betydelige fordele for rygsøjlens sundhed og generelle vitalitet. Lad os udforske nogle af de vigtigste selvkiropraktiske healingøvelser:

<u>Udspænding af rygsøjlen</u>: Blide udspændingsøvelser hjælper med at forbedre rygsøjlens fleksibilitet og lindre spændinger. Disse øvelser involverer ofte bøjnings- og vridningsbevægelser, der er rettet mod forskellige områder af rygsøjlen.

<u>Bevidsthed om kropsholdning</u>: At blive bevidst om sin kropsholdning er det første skridt til at korrigere den. Selvkiropraktisk healing understreger vigtigheden af at opretholde en korrekt kropsholdning under daglige aktiviteter.

<u>Åndedrætsteknikker</u>: Korrekte vejrtrækningsteknikker kan hjælpe med at slappe af og forbedre rygsøjlen. Dybe vejrtrækningsøvelser kan indarbejdes i din egen kiropraktiske helbredelsesrutine.

<u>Mobiliseringsbevægelser</u>: Disse bevægelser involverer kontrollerede rotationer og stræk, der fremmer ryggens mobilitet. De kan være særligt nyttige til at lindre stivhed og ubehag.

<u>Selv-massage</u>: Blide massageteknikker kan løsne spændinger i musklerne omkring rygsøjlen, hvilket yderligere forbedrer rygsøjlens sundhed.

<u>Progressiv afspænding</u>: Stress kan have en betydelig indvirkning på rygsøjlens sundhed. Selvkiropraktisk healing omfatter ofte afslapningsøvelser for at reducere stress og muskelspændinger.

<u>Visualisering</u>: Visualiseringsteknikker kan bruges til mentalt at fokusere på rygsøjlens linjeføring og sundhed, hvilket fremmer en forbindelse mellem krop og sind.

Fordelene ved selv-kiropraktisk helbredelse

Hvis man laver selvkiropraktiske healingøvelser hver dag, kan man opnå en lang række fordele:

Forbedret sundhed i rygsøjlen: Det primære mål med selvkiropraktisk healing er at forbedre rygsøjlens sundhed. Ved at adressere fejlstillinger og subluxationer kan personer opleve reduceret smerte og forbedret mobilitet.

Bedre kropsholdning: Korrektion af holdningsproblemer kan føre til øget komfort og mindre belastning af rygsøjlen. En bedre kropsholdning kan også øge selvtilliden og det generelle velbefindende.

Reduktion af stress: Mange selvkiropraktiske healingøvelser indeholder afslapningsteknikker, som kan hjælpe med at reducere stress og fremme en følelse af ro.

Øget vitalitet: En veljusteret rygsøjle og reducerede muskelspændinger kan føre til øget energiniveau og generel vitalitet.

Omkostningsbesparelser: En af de største fordele ved selvkiropraktisk healing er potentialet for omkostningsbesparelser. Ved at lære at udføre disse teknikker selvstændigt kan man reducere sin afhængighed af professionel kiropraktisk behandling.

Selvstændiggørelse: Selvkiropraktisk healing giver den enkelte mulighed for at spille en aktiv rolle i sit eget helbred og velbefindende. Det opmuntrer til en følelse af selvhjulpenhed og personligt ansvar for ens helbred.

Forholdsregler for sikkerhed

Selv om selvkiropraktisk healing kan give mange fordele, er det afgørende at gribe det an med omhu og ansvar. Sikkerhed bør altid være den højeste prioritet. Her er nogle vigtige sikkerhedsforanstaltninger, du skal huske på, når du praktiserer selvkiropraktisk healing:

Konsultation: Før du begynder en selvkiropraktisk helbredelsesrutine, er det tilrådeligt at konsultere en kvalificeret sundhedsudbyder, især hvis du har nogen underliggende medicinske tilstande eller bekymringer om rygsøjlens sundhed.

Selvvurdering: Forstå din krops begrænsninger, og lyt til din krop. Hvis en øvelse eller justering forårsager smerte eller ubehag ud over en mild strækfornemmelse, skal du afbryde den og søge professionel rådgivning.

Konsistens: Konsistens er nøglen til at se fordelene ved selvkiropraktisk healing. Men hvis man overdriver, kan det føre til overbelastning eller skader. Start langsomt og øg gradvist intensiteten og varigheden af dine øvelser.

Korrekt teknik: Sørg for, at du bruger den rigtige teknik til hver øvelse. Dårlig form kan føre til utilsigtede konsekvenser eller skader.

Vid, hvornår du skal søge professionel hjælp: Selvkiropraktisk healing er ikke en erstatning for professionel kiropraktisk behandling. Hvis du har alvorlige eller vedvarende rygproblemer, er det vigtigt at søge vejledning hos en autoriseret kiropraktor eller sundhedsplejerske.

<u>Ansvarsfraskrivelse</u>: Der bør være en tydelig ansvarsfraskrivelse i alt materiale om selvkiropraktisk healing, som understreger, at informationen kun er til undervisningsbrug og ikke erstatter professionel lægehjælp.

Indarbejdelse af kiropraktisk helbredelse i hverdagen

For at få mest muligt ud af selvkiropraktisk healing er det vigtigt at indarbejde det i din daglige rutine. Her er, hvordan du kan integrere disse metoder i dit liv:

<u>Morgenrutine</u>: Start dagen med et par minutters selvkiropraktiske healingøvelser for at rette rygsøjlen op og fremme en god kropsholdning.

<u>Skrivebords- eller kontorarbejde</u>: Hvis du har et skrivebordsjob, så hold korte pauser, hvor du laver udstræknings- eller holdningskorrigerende øvelser i løbet af dagen.

<u>Aftenafslapning</u>: Slap af om aftenen med afslapnings- og åndedrætsøvelser for at lindre stress og spændinger.

<u>Konsistens</u>: Konsistens er nøglen til at opleve fordelene ved selvkiropraktisk healing. Gør det til en daglig vane, og med tiden vil du bemærke positive ændringer i din rygs sundhed og generelle velbefindende.

<u>Regelmæssige tjek</u>: Vurder dine fremskridt med jævne mellemrum, og foretag justeringer i din rutine efter behov. Rådfør dig med din læge, hvis du har bekymringer eller spørgsmål.

<u>Støtte til livsstil</u>: Suppler din egen kiropraktiske helbredelsesrutine med en sund livsstil, der omfatter en afbalanceret kost, regelmæssig motion og tilstrækkelig søvn.

BETYDNINGEN AF RYGSØJLENS SUNDHED

Den menneskelige rygsøjle er i sandhed livets træ:

Rygsøjlen består af i alt 33 hvirvelknogler, hvoraf ni er smeltet sammen i den nederste ende for at danne korsbenet og halebenet. Disse hvirvler er arrangeret i en stak, der ligner byggeklodser, og er adskilt af intervertebrale skiver lavet af brusk. Hver enkelt ryghvirvel har en fremtrædende ovalformet knoglestruktur, der kaldes hvirvellegemet. Derudover er der en stor åbning i den bageste del af hvirvlen, som ligger bag hvirvellegemet, og som kaldes rygmarvskanalen. I denne rygmarvskanal løber rygmarven og nerverne, som strækker sig fra hjernen og ned til halebenet. Disse nerver fungerer som kommunikationsveje, der sender signaler fra hjernen til musklerne og resten af kroppen.

De robuste sektioner af ryghvirvlerne, der danner siderne af rygmarvskanalen, kaldes pedikler, mens den robuste knogle, der udgør den bageste del af rygmarvskanalen, kaldes lamina. Når man rører ved ryggen, kan man mærke et knoglefremspring, der går ud fra lamina, og det kaldes processus spinosus.

Hver ryghvirvel danner forbindelse med sin nabohvirvel gennem tre forskellige led: en mellemhvirvelskive og to facetled. Facetleddene er placeret mod bagsiden af rygsøjlen på hver side, i nærheden af lamina. Det indviklede samspil mellem disse tre led på alle niveauer af rygsøjlen giver ikke kun rygsøjlen en betydelig fleksibilitet, men sikrer også stabilitet og beskytter mod skader.

Den intervertebrale diskus, en bøjelig bruskpude, har en struktur med to lag. Dens indre kerne kaldes nucleus pulposus, mens det ydre, hårdere lag er kendt som annulus fibrosis. Denne skive fungerer som en støddæmper, der letter rygsøjlens bevægelse og fleksibilitet.

På den anden side er facetleddene kompakte synoviale led, der er placeret på den bageste del af rygsøjlen på begge sider, hvor de forbinder sig i nærheden af lamina. Disse facetled er indkapslet i en robust ydre ledkapsel.

Den øverste del af rygsøjlen kaldes halshvirvelsøjlen, og den består af i alt 7 ryghvirvler. Med undtagelse af den første og anden halshvirvel har hver hvirvel på dette niveau tre led - en fremadrettet diskus og to bagudrettede facetled. Halshvirvelsøjlen er usædvanlig fleksibel, hvilket også gør den mere modtagelig for skader. Derudover har halshvirvelsøjlen små åbninger på hver side, der giver plads til et specialiseret blodkar kendt som vertebralarterien, der er ansvarlig for at transportere blod til hjernen.

I den midterste del af rygsøjlen finder vi brysthvirvelsøjlen, som består af 12 ryghvirvler. Disse brysthvirvler er indviklet forbundet med ribbenene og brystbenet, kendt som sternum. Brysthvirvelsøjlen er på grund af sit begrænsede bevægelsesområde og fleksibilitet særdeles robust og har tendens til at være modstandsdygtig over for skader.

Går vi længere ned i rygsøjlen, kommer vi til lændehvirvelsøjlen, som består af 5 ryghvirvler. I lænden er der et betydeligt bevægelsesområde med hensyn til fleksion og ekstension, selvom rotation er forholdsvis begrænset. Disse lændehvirvler, som er de største i rygsøjlen, bærer hovedparten af kroppens vægt og udsættes for betydelige belastninger og stress. Det er derfor ikke overraskende, at lændehvirvelsøjlen er den region i rygsøjlen, der oftest rammes.

Det nederste segment af rygsøjlen, som er fast forbundet med bækkenet, kaldes korsbenet. Korsbenet består af 5 sammensmeltede knogler og danner et stabilt fundament for rygsøjlen. Desuden udgør halebenet, som består af 4 små knogler, der er smeltet sammen, halebenet og markerer den laveste ende af rygsøjlen.

En vertebral subluksation, som beskrevet af grundlæggerne af kiropraktik, D.D. Palmer og B.J. Palmer, henviser til en tilstand, hvor der er tryk på nerverne, hvilket resulterer i unormal funktion og potentielt forårsager en forstyrrelse i en del af kroppen, enten i dens funktion eller struktur. Det er vigtigt at bemærke, at subluxationer ikke altid kan ses på røntgenbilleder.

Kiropraktorer, der følger Palmers traditionelle lære, fortsætter med at understrege betydningen af vertebral subluxation og hævder, at det kan have en betydelig indvirkning på ens helbred. De inkorporerer også en visceral komponent i denne definition.

Menneskets oprejste kropsholdning med en tobenet stilling på benene giver en betydelig fordel ved at frigøre de øvre lemmer fra kravene til bevægelse. Denne frigørelse gør det muligt at bruge hænderne til både at skabe og bruge redskaber. Denne unikke fordel, kombineret med Homo sapiens' kognitive evner, har været medvirkende til at give mennesket en intellektuel og teknologisk overlegenhed i forhold til andre arter og væsener.

Men denne fordelagtige kropsholdning kommer også med sine egne udfordringer. Når menneskekroppen står oprejst, udsættes rygsøjlen for betydelig belastning på grund af vægten af de forskellige organer og hovedet. Ethvert forkert løft eller bevægelse kan belaste ryghvirvlerne og potentielt føre til subluksation - en tilstand, hvor ryghvirvlerne bliver forskudt.

Når der opstår subluksation, er der risiko for, at de skæve ryghvirvler klemmer de nerver, der passerer gennem åbningerne, kendt som foramen, mellem de tilstødende ryghvirvler.

Det er vigtigt at forstå, at nerver fungerer på samme måde som elektriske ledninger - de kræver frihed fra kompression eller klemning for at fungere optimalt. Selv et let tryk på nerverne kan hæmme deres evne til at overføre signaler effektivt.

Denne forstyrrelse kan også omfatte nervernes kontrol over organer og blodkar i forskellige dele af kroppen, hvilket i sidste ende kan føre til helbredsproblemer og sygdomme, der skyldes dårlig holdning i rygsøjlen eller vertebral subluksation.

Mange menneskelige lidelser kan spores tilbage til deformiteter og subluksationer i rygsøjlen. De specifikke sygdomme, der manifesterer sig, afhænger ofte af placeringen af disse vertebrale subluxationer. Blandt dem er cervikale og dorsale subluxationer særligt bekymrende, da de har potentialet til fuldstændigt at forstyrre vagusnervens funktion - en afgørende komponent for afslapning og helbredelse.

Desuden kan de hæmme leverens, mavens og bugspytkirtlens funktion, hvilket fører til en række lidelser, herunder gastritis, gastroparese, irritabel tyktarm (IBS), diabetes og kronisk træthed.

Når patienter ikke er klar over disse subluksationer og kun oplever de fysiske symptomer, der er forbundet med dem, kan de begynde at prøve forskellige medikamenter, urter, kosttilskud og endda mistænke infektioner eller ernæringsmæssige mangler.

De tyer måske til antidepressiver, stimulanser eller forskellige diæter i deres søgen efter lindring. Men hvad de måske ikke er klar over, er, at deres underliggende problem er af mekanisk karakter. For at løse det effektivt bør de overveje et kiropraktisk perspektiv, der fokuserer på de mekaniske aspekter af deres tilstand.

Kiropraktikere har i nogle tilfælde opnået bemærkelsesværdige resultater i behandlingen af tilstande som blindhed ved at afhjælpe nervekompression i nakken. De har med succes lindret IBS-symptomer ved at justere bryst- og ryghvirvler.

Posttraumatisk stresslidelse er blevet forbedret ved at korrigere holdningen i nakken. Selv tilstande som hiatushernier er blevet bedre ved at korrigere subluksationer og aflaste nerver, der styrer mellemgulvet.

Dr. Suzuki Kuny fortalte i sin bog "Health Revolution" om sin personlige rejse for at overvinde epilepsi. Ved et lykketræf stødte han på en overraskende åbenbaring: den udløsende faktor for hans epilepsi var et skævt haleben, en kritisk del af rygsøjlen.

Ved at korrigere halebenets stilling lykkedes det ham ikke kun at blive helbredt for epilepsien, men også at slippe for at være afhængig af de mange ineffektive medikamenter, som hans sundhedspersonale havde ordineret. Disse medikamenter havde ikke blot ikke kunnet lindre hans tilstand, men havde også bidraget til udviklingen af iatrogene lidelser, herunder mave-tarmproblemer og smerter.

Dr. Kuny understregede, at han gennem justeringer af rygsøjlen og halebenet oplevede en fuldstændig bedring, og han følte sig tvunget til at dele sin bemærkelsesværdige beretning i sin bog til gavn for andre.

På siderne i denne bog vil vi udforske et udvalg af øvelser, der både er tidseffektive og kan tilpasses af alle, hvor som helst. Disse øvelser har potentialet til at styrke og justere din rygsøjle effektivt.

Nogle af disse øvelser kræver ikke noget særligt udstyr og kan udføres selvstændigt, mens andre kan kræve hjælp fra et hjælpemiddel, hvilket gør dem tilgængelige selv for personer med helbredsmæssige udfordringer.

Det underliggende koncept og rationalet bag disse øvelser er forankret i ønsket om at transportere din rygsøjle tilbage til en tilstand af afslapning, fri for de byrder og subluxationer, der kan have ophobet sig over tid.

Målet er at genoprette din rygsøjle til den levende, fleksible og veljusterede tilstand, den engang havde.

ØVELSERNE

Guldfisk-øvelsen:

Guldfisk-øvelsen, der tilskrives opfinderen Katsuzo Nishi og er en vigtig del af hans seks sundhedslove, har til formål at justere rygsøjlen og korrigere subluksationer. Navnet, "Guldfiskøvelsen", stammer fra ligheden mellem menneskekroppens bevægelser under øvelsen og en svømmende guldfisk.

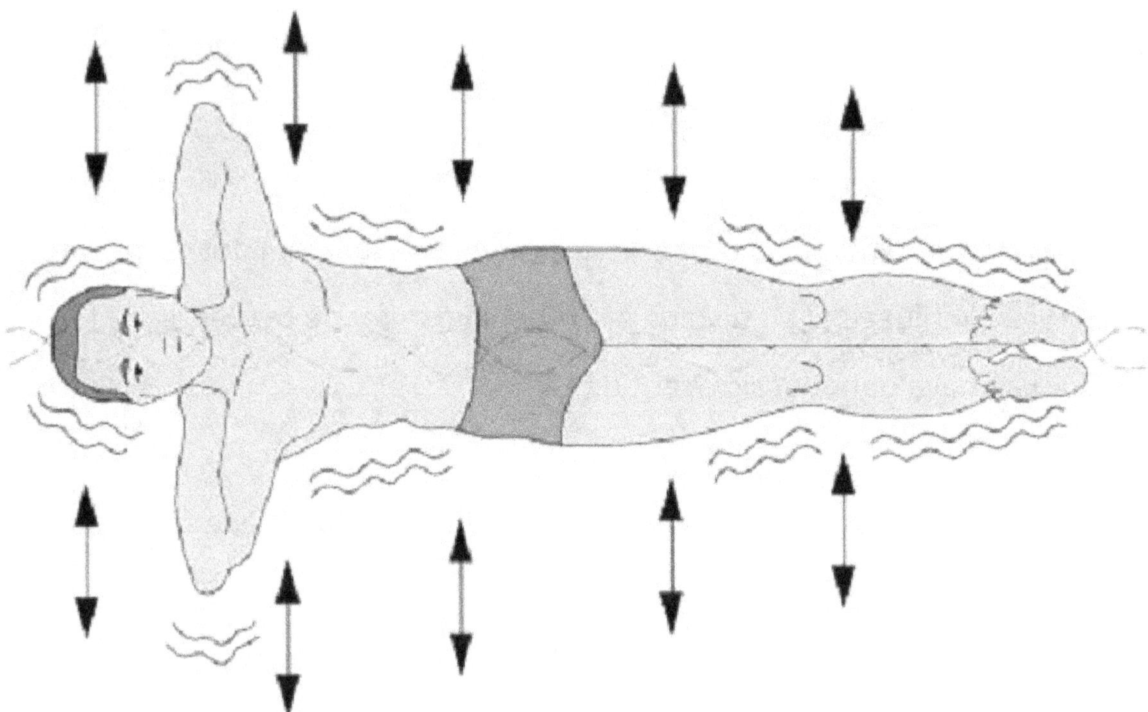

Som tidligere forklaret strækker vores nerver sig fra venstre og højre side af rygsøjlen. Hver gang rygsøjlen bøjes mod højre under udførelsen af denne øvelse, resulterer det i øget frihed og stærkere nerveimpulser i venstre side. Omvendt, når rygsøjlen bøjes mod venstre, udvides foramen (åbningerne) i højre side mellem ryghvirvlerne, hvilket frigør nerverne og øger impulsstyrken i den side. Ved at svaje skiftevis til venstre og højre bliver nerveimpulserne mere og mere udprægede i begge retninger. Det svarer til en elektrisk impuls, der udgår fra rygmarvens centrum og spreder sig udad til både venstre og højre side.

Dette fænomen fører til en indsnævring af kapillærerne i hele kroppen, mens øvelsen står på. Derudover tilskynder det til en balanceret fordeling af nerveimpulser i hele kroppen, hvilket fremmer symmetri i innerveringen.

Øvelsen gør det også lettere for blodet at vende tilbage fra benene til hjertet, hvilket gavner blodcirkulationen og det kardiovaskulære system. Desuden hjælper den lymfen med at bevæge sig, hvilket afhjælper stagnerende ødemer.

Når øvelsen er slut, oplever man ofte en prikkende fornemmelse i hele kroppen. Denne fornemmelse tilskrives udvidelsen af tidligere forsnævrede kapillærer.

Rygsøjlens svingninger korrigerer ikke kun subluxationer, men bidrager også til at flytte mange af kroppens organer. Derfor er denne øvelse yderst gavnlig ved tilstande som gastroptose, hvor organerne har flyttet sig fra deres normale positioner.

Til at begynde med skal du lægge dig fladt ned på ryggen. Bøj derefter forsigtigt tæerne mod knæene, så de danner en spids vinkel, mens du sikrer, at begge såler forbliver lige. Placer dine hænder krydset mod den fjerde eller tiende halshvirvel (nær nakken). Oprethold denne stilling og skab en svajende bevægelse, der minder om en svømmende guldfisk. Afsæt et til to minutter til denne øvelse hver morgen og aften.

Efter at have behandlet udadgående og indadgående subluksationer af ryghvirvlerne med en flad seng og sikret den fysiologiske krumning af halshvirvlerne med en solid hovedpude, er det tid til at fokusere på skoliose (lateral subluksation) med guldfiskøvelsen.

Denne særlige øvelse hjælper med at rette op på den forkerte justering af ryghvirvlernes udløb, som spinalnerverne kommer ud igennem. Denne korrektion afhjælper unødigt pres på disse nerver og mindsker lammelse af perifere nerver. Derfor bidrager den til at forbedre nervesystemets overordnede funktion og regulere blodcirkulationen.

Desuden fremmer denne øvelse regelmæssige tarmbevægelser, hvilket reducerer risikoen for tarmvridning eller obstruktion. Dette understøtter igen tarmens fysiologiske funktion.

Derudover hjælper den med at harmonisere ubalancer mellem venstre og højre side af kroppen forårsaget af professionelle bevægelser, sport og andre aktiviteter. Med tiden skaber det en harmonisk ligevægt mellem krop og sind.

For at udføre guldfiskøvelsen effektivt er det vigtigt at slappe helt af. Alternativt kan man holde fast i et par høje krykker og forsigtigt svinge hofterne fra side til side for at eliminere forvridninger i rygsøjlen, før man forsøger sig med standardøvelsen med guldfisken. Når man anvender denne øvelse på en patient, kan en assistent holde patientens ankler og forsigtigt ryste dem sideværts for at opnå den ønskede effekt.

For personer, der finder Goldfish-øvelsen udfordrende, findes der et nyttigt apparat, der kaldes Chi Machine. Dette apparat er bemærkelsesværdigt ligetil at bruge og har et design, der omfatter håndtag til hver ankel og evnen til at svinge kroppen forsigtigt fra venstre til højre.

For at bruge Chi-maskinen skal du blot lægge dig på ryggen, placere dine ankler sikkert i ankelholderne og aktivere maskinen. Der findes flere varianter af Chi-maskiner, som alle fungerer efter det samme grundlæggende princip.

Nogle modeller har dog ekstra funktioner som f.eks. hastighedskontrol, hvilket især er en fordel for ældre eller svækkede personer, som kan have brug for at justere oscillationshastigheden. Derudover er visse maskiner udstyret med timere, så du kan indstille en bestemt varighed, hvor maskinen skal udføre sine blide kropsoscillationer.

Chi Machine giver en dybt afslappende og foryngende oplevelse, der effektivt bekæmper træthed. Den revitaliserer kroppen og hjælper med at opnå en mere oprejst kropsholdning.

The Mid Position

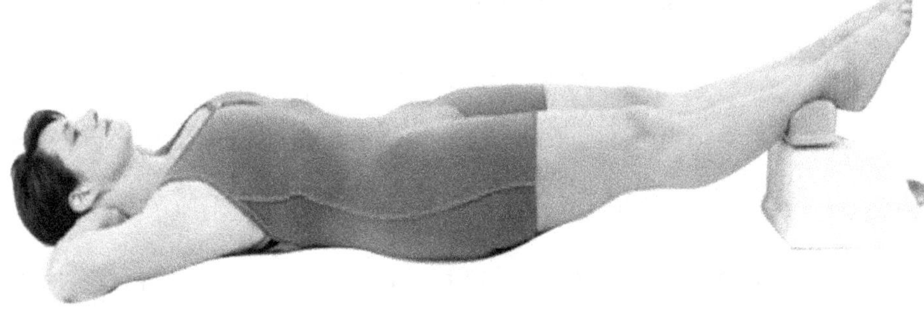

The Goldfish Position

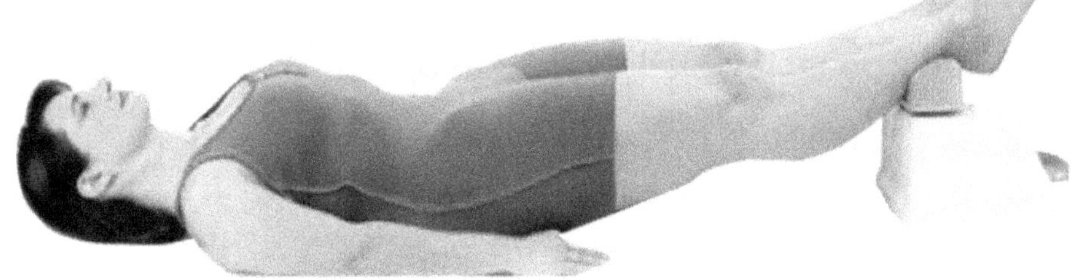

The Stretched Back Position

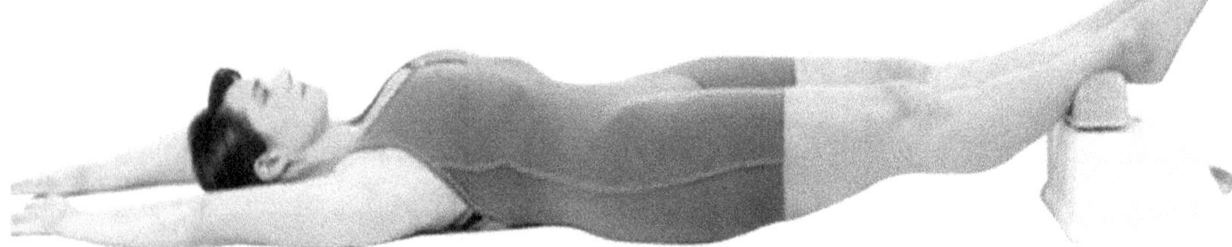

Den anden øvelse

At sove på ryggen i en hård seng:

"l'ami de la colonne faible est le plan dur, table ou lit a matelas mince sur planches." Dr. Andre de Sambucy, Gymnastique corrective et traitement respiratoire, side 120.
" Den svage rygsøjles bedste ven er en hård, flad seng" Dr. Andre de Sambyc, Korrektiv gymnastik og åndedrætsterapi.

Et andet værdifuldt værktøj til justering af rygsøjlen er ikke en øvelse, men snarere en bestemt sovestilling. At sove på ryggen kan effektivt justere rygsøjlen, da sengens faste overflade udøver tryk på torntappene og fremmer den perfekte justering af hele bryst- og lændehvirvlen. Denne stilling har ikke kun en positiv indvirkning på rygsøjlens sundhed, men forbedrer også leverens effektivitet.

Personer, der har for vane at sove på ryggen, vågner ofte op og føler sig udhvilede og forfriskede om morgenen takket være leverens forbedrede funktionalitet. Denne stilling gør det muligt for kroppens organer at indtage deres naturlige positioner uden at udøve pres på hinanden. Hvis man derimod sover på venstre side, kan leveren presse mod hjertet, maven, bugspytkirtlen og lungerne, hvilket kan forårsage vejrtrækningsbesvær. På højre side udsættes leveren for pres fra hjertet og maven.

Når man sover på ryggen, hjælper det også på den venøse tilbageløbsproces, så blodet lettere kommer tilbage til hjertet. Desuden kan denne sovestilling, især på en fast overflade som et hårdt gulv, hjælpe med at afhjælpe subluksationer i lænden, hvilket fremmer nyrernes, kønsorganernes og underekstremiteternes effektive funktion. Det er bemærkelsesværdigt, at denne sovemetode har potentiale til at give hurtig lindring af iskiasnervesmerter.

Ifølge Katsuzo Nishi styrker det immunforsvaret at sove på et hårdt gulv, fordi det sikrer, at nerver og blodkar er jævnt fordelt over liggefladen. Det stimulerer til gengæld produktionen af livsioner i kroppen og giver øget vitalitet.

I sin bog " the Nishi Health engineering" om det flade dårlige, nævnte Nishi, at blandt de forskellige ryghvirvler i rygsøjlen er visse positioner særligt modtagelige for ugunstige subluxationer. Den første og fjerde halshvirvel er særligt sårbare over for subluksation. Hvis der opstår subluksation i den første halshvirvel, kan det have en betydelig indvirkning på forskellige dele af kroppen, herunder øjne, ansigt, nakke, lunger, mellemgulv, mave, nyrer, binyre, hjerte, milt og tarme. På den anden side er det mere sandsynligt, at subluksation i den fjerde halshvirvel påvirker øjne, ansigt, hals, lunger, mellemgulv, lever, hjerte, milt, binyre, næse, hjerte, tænder, hals med mere.

Inden for brysthvirvlerne er det især den anden, femte og tiende hvirvel, der er udsat for subluxation. Subluksation af den anden brysthvirvel kan påvirke lungerne og lungehinden. Hvis det sker i den femte brysthvirvel, kan der opstå potentielle problemer i øjne, hals, mave og skjoldbruskkirtel. Subluxation af den tiende brysthvirvel kan føre til lidelser i øjne, hjerte, nyrer, tarme, næse og meget mere.

Hvis vi går over til lændehvirvlerne, er den anden og femte hvirvel disponeret for subluksation. Subluxation af den anden lændehvirvel kan vise sig som blærebetændelse, blindtarmsbetændelse og problemer med kønsorganerne. I tilfælde af subluksation i den femte lændehvirvel kan det være forbundet med problemer i anus, hvilket kan føre til tilstande som hæmorider.

Mens de nævnte ryghvirvler er særligt udsatte for subluksation fra et dynamisk perspektiv, er det vigtigt at bemærke, at eksterne faktorer, arbejdsmæssige krav, skader eller andre årsager kan føre til subluksation i enhver af ryghvirvlerne. Derfor kan en lang række sygdomme eller lidelser tilskrives fejlstilling af rygsøjlen. Omvendt kan selv mindre forstyrrelser i de indre organer resultere i uønskede tilstande i rygsøjlen.

I sin bog "The Key to Rejuvenation" afslører Mary Ellison, at nøglen til foryngelse af hendes krop og ansigtsudseende var en simpel øvelse: at sove på ryggen på et fast underlag, f.eks. et hårdt gulv.

Hvis du lider af sure opstød, kan du hæve din seng lidt omkring hovedet, mens du sover på ryggen på et hårdt gulv. Nogle mennesker kan af en eller anden grund få forværret deres sure opstød, når de sover på ryggen. Så at hæve sengen fra siden af hovedet kan hjælpe på dette problem.

DET TREDJE VÆRKTØJ

Det cervikale traktionsapparat :

Nakken er et vigtigt bindeled mellem resten af kroppen og hovedet. Den er et neurologisk bindeled. En kredsløbsbro og søjle, der holder hovedet over kroppen.

Det ser ud til, at subluksation af nakkehvirvler kan være en grundlæggende årsag til mange sygdomme.

En nakkemassage af den danske osteopat Stanley Rosenberg var nok til at helbrede en autistisk dreng fra hans autisme. Ja, det er rigtigt. Du har forstået det rigtigt.

Kan dysfunktion i medulla oblongata være en potentiel faktor, der bidrager til autisme? Dr. Stanley Rosenberg hævder at have behandlet et amerikansk barn med autisme ved hjælp af nakkemassageteknikker, som vist i videoen nedenfor.

Dr. Ali Musaraf, en indiskfødt læge, der praktiserer i Storbritannien, udforsker betydningen af halsens sundhed i sin bog "The Neck Connection". Han understreger, at blodtilførslen i nakken er meget følsom, og hvordan enhver forstyrrelse i blodtilførslen, der fører til utilstrækkelig glukose og ilt, kan påvirke medulla oblongata. Han foreslår, at simple nakkemassageteknikker kan hjælpe med at genoprette den korrekte blodgennemstrømning og potentielt afhjælpe forskellige helbredsproblemer.

Dr. Bodo Kuklinski, en tysk biohacker med fokus på mitokondrier, deler et lignende perspektiv. Han hævder, at nakkecirkulationen spiller en afgørende rolle for, at medulla oblongata fungerer optimalt, og han går så vidt som til at hævde, at nakkemassage kan bidrage til at genoprette mitokondriefunktionen. Hans bog "Din nakke - det 'svageste led': Causes, Effects, and Successful Therapy" dykker ned i disse ideer.

Disse diskussioner trækker paralleller til den berømte spanske læge Asuero, der var kendt for sine bemærkelsesværdige behandlinger, som ofte blev betragtet som mirakuløse. Nogle personer, der sad i kørestol, genvandt angiveligt evnen til at gå efter at have gennemgået Asueros næseterapi med galvanisk strøm, som havde til formål at genoprette funktionen af medulla oblongata.

Sammenfattende peger forskellige eksperter og behandlere på, at det potentielt kan have vidtrækkende terapeutiske fordele at behandle nakkens sundhed og cirkulation gennem massageteknikker, herunder genoprettelse af medulla oblongata-funktionen og lindring af visse helbredstilstande.

En cervikal traktionsenhed er et medicinsk apparat, der er designet til at give traktion eller dekompression til den cervikale rygsøjle, som er den del af rygsøjlen, der ligger i nakken. Disse apparater bruges i medicinske sammenhænge til terapeutiske formål og kan i nogle tilfælde også ordineres til hjemmebrug.

Hovedformålet med cervikal traktion er at lette trykket på halshvirvlerne, diskusskiverne og de omkringliggende strukturer, såsom nerver og blødt væv. Dette kan være gavnligt for forskellige medicinske tilstande og symptomer, herunder:

En cervikal traktionsenhed er et medicinsk apparat, der er designet til at give traktion eller dekompression til den cervikale rygsøjle, som er den del af rygsøjlen, der ligger i nakken. Disse apparater bruges i medicinske sammenhænge til terapeutiske formål og kan i nogle tilfælde også ordineres til hjemmebrug.

Hovedformålet med cervikal traktion er at lette trykket på halshvirvlerne, diskusskiverne og de omkringliggende strukturer, såsom nerver og blødt væv.

Dette kan være gavnligt for forskellige medicinske tilstande og symptomer, herunder:

<u>Nakkesmerter</u>: Cervikal traktion kan hjælpe med at lindre nakkesmerter forårsaget af tilstande som cervikal diskusprolaps, cervikal stenose eller muskelspasmer.

<u>Nervekompression</u>: Hvis en nerve i halshvirvelsøjlen er komprimeret eller klemt, kan traktion hjælpe med at reducere trykket og lindre symptomer som udstrålende smerter, følelsesløshed eller snurren i arme og hænder.

<u>Cervikal radikulopati</u>: Denne tilstand involverer irritation eller kompression af nerverødder i halshvirvelsøjlen, hvilket ofte resulterer i smerter eller svaghed i armen. Cervikal traktion kan give lindring.

<u>Cervikal spondylose</u>: Også kendt som cervikal osteoarthritis, denne tilstand involverer degeneration af halshvirvlerne og skiverne. Traktion kan hjælpe med at håndtere smerter og forbedre mobiliteten.

<u>Muskelspændinger og spasmer</u>: Cervikal traktion kan hjælpe med at afslappe nakkemusklerne og reducere muskelspasmer.

Cervikal traktion kan administreres ved hjælp af forskellige metoder, herunder manuel traktion udført af en sundhedsplejerske, mekaniske enheder eller traktionsenheder over døren. Cervikaltraktionsudstyr til hjemmebrug er designet til selvadministration under vejledning af en sundhedsperson.

Disse anordninger involverer typisk en sele eller krave, der vikles rundt om nakken og er forbundet med en vægt, lufttryk eller et mekanisk system, der forsigtigt trækker i nakken og skaber en strækkende eller dekomprimerende kraft. Varigheden og intensiteten af cervikal traktion bestemmes af patientens tilstand og sundhedspersonalets anbefalinger.

En cervikal traktionsenhed er et medicinsk apparat, der er designet til at give traktion eller dekompression til den cervikale rygsøjle, som er den del af rygsøjlen, der ligger i nakken. Disse apparater bruges i medicinske sammenhænge til terapeutiske formål og kan i nogle tilfælde også ordineres til hjemmebrug.

Hovedformålet med cervikal traktion er at lette trykket på halshvirvlerne, diskusskiverne og de omkringliggende strukturer, såsom nerver og blødt væv.

Dette kan være gavnligt for forskellige medicinske tilstande og symptomer, herunder:

Nakkesmerter: Cervikal traktion kan hjælpe med at lindre nakkesmerter forårsaget af tilstande som cervikal diskusprolaps, cervikal stenose eller muskelspasmer.

Nervekompression: Hvis en nerve i halshvirvelsøjlen er komprimeret eller klemt, kan traktion hjælpe med at reducere trykket og lindre symptomer som udstrålende smerter, følelsesløshed eller snurren i arme og hænder.

Cervikal radikulopati: Denne tilstand involverer irritation eller kompression af nerverødder i halshvirvelsøjlen, hvilket ofte resulterer i smerter eller svaghed i armen. Cervikal traktion kan give lindring.

<u>Cervikal spondylose</u>: Også kendt som cervikal osteoarthritis, denne tilstand involverer degeneration af halshvirvlerne og skiverne. Traktion kan hjælpe med at håndtere smerter og forbedre mobiliteten.

<u>Muskelspændinger og spasmer</u>: Cervikal traktion kan hjælpe med at afslappe nakkemusklerne og reducere muskelspasmer.

Cervikal traktion kan administreres ved hjælp af forskellige metoder, herunder manuel traktion udført af en sundhedsplejerske, mekaniske enheder eller traktionsenheder over døren. Cervikaltraktionsudstyr til hjemmebrug er designet til selvadministration under vejledning af en sundhedsperson.

Disse enheder involverer typisk en sele eller krave, der vikles rundt om nakken og er forbundet til en vægt, lufttryk eller et mekanisk system, der forsigtigt trækker i nakken og skaber en stræk- eller dekomprimeringskraft. Varigheden og intensiteten af cervikal traktion bestemmes af patientens tilstand og sundhedspersonalets anbefalinger.

Blandt de sikreste muligheder for cervikale traktionsapparater er dem, der nemt kan sættes op ved hjælp af en dør. Disse er kendt som over-the-door cervical traction devices og er velegnede til brug både på terapikontorer og i hjemmet.

Denne type trækkraft indebærer typisk, at man fastgør en sele eller en polstret slynge omkring hoved og hals. Selen forbindes derefter til et system bestående af et reb og en talje, som placeres over en dør.

I nogle tilfælde kan man sætte en ekstra vægt fast for enden af rebet, eller man kan trække manuelt i rebet for at skabe den udstrakte effekt på nakken.

Nakketraktionsterapi bør ideelt set udføres mindst to gange om dagen, hvor hver session varer cirka 5 til 10 minutter.

Når man bruger nakketraktion, er det vigtigt at udvise forsigtighed og undgå overdreven kraft.

Målet er forsigtigt at guide dit hoved og hjælpe dine nakkehvirvler med at justere og tilpasse sig igen.

Konsistens er nøglen, og det er vigtigt ikke at overstrække eller trække for meget.

Det primære mål er at fremme heling i din krop frem for at forårsage skade.

Det fjerde værktøj

Puden af træ

Træpuden, et unikt og innovativt redskab, spiller en central rolle i behandlingen af cervikal subluxation. I modsætning til traditionelle traktionsredskaber, der er afhængige af trækkræfter, har træpuden en anden tilgang. Den trækker ikke i hovedet og nakken, men udøver i stedet et blidt, men målrettet tryk mod halshvirvlerne, hvilket hjælper med at genoprette rygsøjlens naturlige buede og konkave krumning.

I vores moderne liv, der er kendetegnet ved mange timer i stillesiddende stillinger og ofte anstrengende nakkestillinger, kan denne naturlige krumning af nakken blive kompromitteret. Træpuden træder til som et middel, der hjælper folk med at genvinde denne vigtige tilpasning. Det er dog vigtigt at bemærke, at den første oplevelse med en træpude måske ikke altid er helt behagelig.

Når du første gang hviler din nakke og dit hoved på træpuden, vil du måske opleve en fornemmelse af ubehag eller mildt ubehag. Denne fornemmelse fungerer paradoksalt nok som en slags barometer for dit helbred. Den signalerer, at din nakke ikke tidligere var perfekt justeret, og ubehaget er et tegn på, at træpuden begynder at tage fat på og rette op på problemet.

Ideelt set er målet gradvist at gå over til at sove på træpuden hele natten. Denne længerevarende brug gør det muligt for træpuden at udøve sin korrigerende indflydelse effektivt. Det er dog forståeligt, at mange mennesker ikke er vant til fastheden i en træpude i starten. Derfor kan en gradvis tilgang være mere behagelig.

I begyndelsen kan du starte med at bruge træpuden i kortere perioder, måske kun 10 til 15 minutter ad gangen. Denne kortvarige brug fungerer som en introduktionsfase, så din krop kan tilpasse sig den unikke støtte, som træpuden giver. Med tiden, når dit komfortniveau stiger, og din krop tilpasser sig, kan du forlænge varigheden af brugen og til sidst gå videre til at sove på den hele natten.

Træpudens design og funktion er baseret på en forståelse af, at nakkens placering har stor indflydelse på rygsøjlens generelle sundhed. Ved at lægge et blidt pres på nakkehvirvlerne fremmer puden genoprettelsen af nakkens naturlige kurve, som kan blive kompromitteret af vores moderne livsstil og vaner.

Fordelene ved at bruge en træpude rækker længere end blot at korrigere kropsholdningen. Efterhånden som halshvirvlerne gradvist retter sig op, kan folk opleve forbedringer i forskellige aspekter af deres velbefindende. Mange brugere rapporterer om færre nakke- og rygsmerter, bedre søvnkvalitet og en følelse af øget vitalitet og energi.

Det er værd at bemærke, at selvom træpuden i starten kan føles uvant, kan dens transformerende potentiale for nakkesundhed og generel velvære være virkelig bemærkelsesværdig. Når du begiver dig ud på denne rejse, skal du huske at være tålmodig med dig selv og give din krop den tid, den behøver for at tilpasse sig. Det ubehag, du måske oplever i starten, er et positivt tegn på fremskridt, der signalerer de positive forandringer, der sker i din krop.

Konklusionen er, at træpuden tilbyder en unik og naturlig løsning til at afhjælpe cervikal subluksation og genoprette nakkens essentielle krumning. Dens blide tryk og støtte kan føre til en bedre kropsholdning, færre smerter og et generelt bedre velbefindende. Selvom overgangen til at sove på en træpude kan kræve lidt tålmodighed og gradvis tilpasning, gør de potentielle fordele for dit helbred og din vitalitet det til en værdifuld investering i dit velbefindende.

Ifølge Katsuzo Nishis lære bidrager træpuden ikke kun til vagusnervens generelle velbefindende, men har også terapeutiske fordele for mundens og skjoldbruskkirtlens sundhed. Derudover kan den potentielt hjælpe med tandjusteringer i kæberne.

Det femte værktøj:

Inversionsbordet

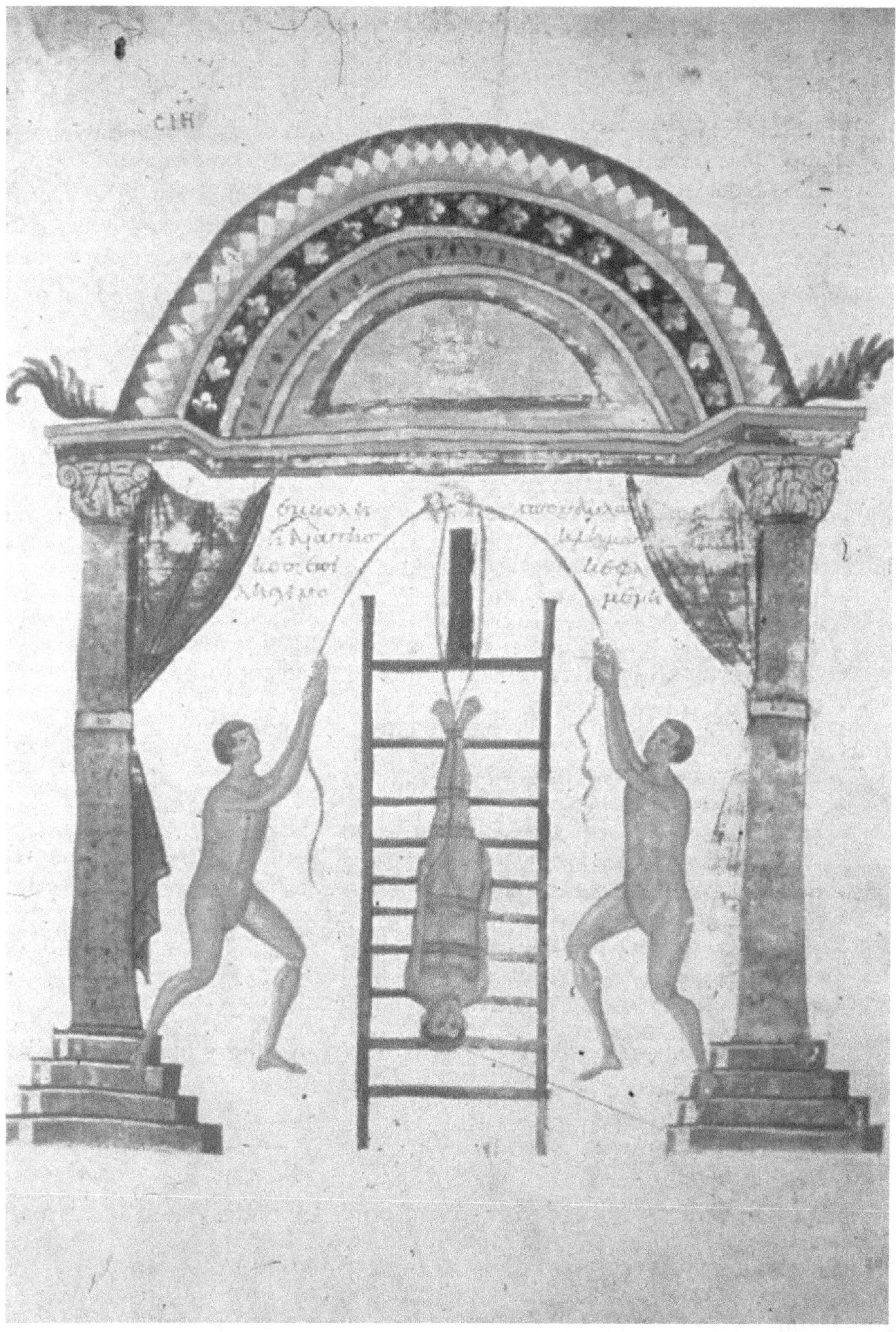

Inversionsbordet er en kontrast til det traditionelle nakketraktionsapparat. Med dette apparat bliver kroppen hængt op med hovedet nedad. Inversionsborde er specialdesignede enheder, der gør det muligt for en person at læne sig tilbage i en omvendt position i justerbare vinkler.

Brugeren ligger typisk på en platform, mens anklerne holdes sikkert på plads af et beslag, der er udstyret med en skraldemekanisme.

Inversionsbordet fungerer efter princippet om at udnytte tyngdekraften til sin fordel. Når en person læner sig tilbage på bordet, trækker kropsvægten naturligt nedad på rygsøjlen, hvilket effektivt aflaster subluxationer og korrigerer vertebrale fejlstillinger.

Derudover øger tyngdekraften blodtilførslen til hjernen, hvilket forbedrer iltningen til dette vitale organ. Desuden fremmer inversion aktiviteten i det parasympatiske nervesystem, hvilket fremmer en tilstand af afslapning.

Inversionsbordets fordele strækker sig til hele rygsøjlen, fra nakken gennem bryst- og lændeområdet. Det opnås ved forsigtigt at strække disse segmenter af rygsøjlen.

Desuden hjælper denne inversionsproces med at lette den venøse blodtilbagevenden til hjertet ved at udnytte tyngdekraftens indflydelse.

For dem, der ikke er vant til at bruge et inversionsbord, anbefales det at starte med en mindre stejl hældningsvinkel i en kort periode, typisk omkring 1 til 2 minutter. Efterhånden som man vænner sig til fornemmelsen og effekten, kan man øge vinklen for at opnå en fuldstændig inversion og komfortabelt forblive i denne stilling i 10 til 15 minutter.

DEN SIDSTE METODE I VORES SELVKIROPRAKTIK ER HIDA-ÅNDEDRÆTSMETODEN:

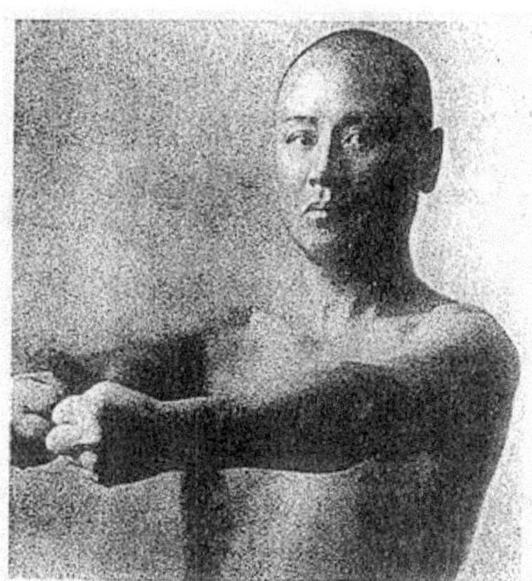

Hida-åndedrætsmetoden omfatter både en specialiseret åndedrætsteknik og en metode til korrektion af kropsholdningen.

Det indebærer, at man ligger på et fast underlag, typisk på ryggen, mens man øver sig i diafragmatisk vejrtrækning.

Denne tilgang tjener et dobbelt formål ved at adressere både åndedrætsmønstre og aktivt justere kroppens holdning.

I bund og grund sigter Hida-vejrtrækning mod at justere tyngdepunktet til dets naturlige position og genoprette balancen i hele kroppen.

<u>Hypermobilitet og tab af tyngdepunkt</u> :

Tabet af tyngdepunkt er årsagen til de fleste sygdomme. Faktisk kan NASA betale dig 20.000 dollars i et år, hvis du sover med hovedet nedad, så forskere kan studere antigravitationens effekt på menneskers helbred. Når vi mister tyngdepunktet, mister vi balancen.

Den skrå sengebehandling hjælper folk på grund af dens effekt på tyngdepunktet og cirkulationen. Opfinderen Andrew Fletcher hævder, at folks højde vil øges med op til 1 tomme ved at lave IBD.

Du kan nu se, at kun osteopater studerer dette emne seriøst.

Den franske maskiningeniør og opfinder Gorgia Knap, som angiveligt opfandt den første motorcykel, skrev en bog om tyngdepunktets betydning for sundhed og sygdom, og at tabet af det er årsagen til alle sygdomme. Han opfandt et sæt øvelser, man kunne lave for at korrigere og genoprette et normalt eller næsten perfekt tyngdepunkt.

Den israelske opfinder og fysiker Moshe Feldenkrais havde også samme teori som Kap, og han opfandt sin egen metode til at korrigere kropsholdningen og bringe tyngdepunktet tilbage til det normale.

De fleste dyr ved det fra deres naturlige instinkter. De fleste af jer har set hunde, katte eller heste ryste deres kroppe hurtigt ved en hurtig svingbevægelse langs søjlehvirvlerne for at bringe tyngdepunktet tilbage til det normale.

Og det er ikke en ny videnskab, gamle læger som Avicenna eller Hippokrates kendte til den og skrev bøger, der viste de metoder, de brugte til at korrigere kropsholdningen, rygsøjlen og tyngdepunktet.

Måske er det tabet af tyngdepunktet på Mars, der har fået Elon Musk til at sige, at han tror, at den første menneskelige koloni på den røde planet vil dø hurtigt. Fordi astronauter alle lider under effekten af tabet af tyngdekraft. Og måske er det heller ikke godt for helbredet at bo i højere tårne.

Harumitsu Hida

Lad os dykke ned i den vejrtrækningsteknik, der tilskrives, men før vi dykker ned i selve metoden, lad os give en kort introduktion til ham.

Harumitsu Hida blev født den 25. december 1883. Hans far, Tatemitsu Kawai, var læge. Da han var seks år gammel, døde hans mor og tre af hans søskende af sygdom, og han var selv meget skrøbelig og syg.

Her er, hvordan han beskriver sig selv i sine skrifter:

"Jeg var det ottende barn i en familie, der levede under dårlige forhold. Min far var allerede 50 år gammel, da jeg blev født, og min mor, som var ældre, manglede brystmælk. Jeg var meget tynd med et ansigt og en gangart, der lignede en piges. Når de andre børn legede, bar de mig ofte på ryggen, fordi jeg var så let. Gæster i vores hjem spurgte ofte, om jeg var en pige. Mine knogler var slanke, og min hud var bleg, tør og uden fedt. Derfor blev jeg ofte smurt ind i olie over hele kroppen...

Det var sådan, døden syntes at nærme sig mig, ligesom den havde taget mine brødre og søstre. Da jeg var seks år gammel, fik jeg tyfus, hvilket førte til lungebetændelse og astma ledsaget af svær diarré. Med en feber på 40 grader var jeg så svækket, at lægerne erklærede min sag for håbløs.

Min far, som havde mistet en søn samme år, var på randen af fortvivlelse. De dødes dag nærmede sig. Han sagde: "Jeg ønsker, at han overlever, selv om det kun er i disse tre dage, så vi kan tilbringe De Dødes Dag sammen. Jeg døde ikke, men jeg var bogstaveligt talt skind og ben...

Jeg var konstant syg i hele min barndom og blev fortrolig med alle mulige former for medicin. Mit fordøjelsessystem var skrøbeligt, jeg led konstant af migræne og svimmelhed, og jeg blev forkølet hele tiden. Mit liv var begrænset til en sygeseng. Billedet af min barndom er en dreng med hud og knogler, der står trist og krymper sin elendige krop i den kolde vind. Sikke en mørk barndom det var!...

Senere gav mine klassekammerater mig øgenavnet "sivblad", og jeg var ude af stand til at gøre oprør mod sådan et ydmygende øgenavn. Jeg var simpelthen nødt til at acceptere det, og når det blev for smertefuldt, smuttede jeg ubemærket væk... Mine biceps var ikke tykkere end mine håndled, og jeg skammede mig over min krop. Jeg sukkede og tænkte, at min krop ikke kunne klare den mindste anstrengelse. Jeg var i sandhed et 'sivblad'..."

Han beslutter sig for at forvandle sig selv :

Da han var 18, fik bevidstheden om hans desperate skrøbelighed ham til at træffe beslutningen om at transformere sin egen krop.

"En dag begyndte jeg at overveje min fremtid, min sociale skæbne. Jeg blev bange og begyndte at kritisere mig selv. Jeg sagde til mig selv: 'Hej, Harumitsu, hvad vil du gøre, når du er så værdiløs? En lille forkølelse, og du er allerede forkølet. Du spiser lidt, og du får ondt i maven, efterfulgt af diarré. Du går lidt, og du er træt. Når du sover, har du kun mareridt. Hvad er meningen med at leve på denne måde? Sikke et trist liv, du lever; det eneste, du er god til, er at fodre jorden i din grav. '

Denne frygtelige tanke gik gennem mit hjerte, og en stor hvirvelvind rejste sig i mit bryst, undertrykt af en følelse af mindreværd... Inderst inde ønskede jeg at opnå et godt helbred og en robust krop, som en tørstig person ønsker noget at drikke. Jeg ønskede ikke bare et godt helbred for at undgå sygdom; jeg ønskede at blive stærk, virkelig stærk, så jeg modigt kunne gøre noget for andre. Dette ønske var en beslutsomhed, som jeg investerede hele mit væsen i, og som i sidste ende gjorde det muligt for mig at forvandle min krop og mit sind. Det var i april år 1900; jeg var 17 år gammel...

Planterne vokser som flammer om sommeren, så kommer efteråret, efterfulgt af vinteren, og de trækker sig tilbage under sneen. Men de glæder sig over, at solen vender tilbage, når foråret kommer. Men hvis tung sne skulle dække disse planter i fire eller fem år, ville de alle dø. Er min krop ikke ligesom disse planter, dækket af sne i for lang tid til at kunne genopstå om foråret? Er min vitalitet ikke fuldstændig visnet væk? Hvis jeg trænede i denne tilstand, risikerede jeg at ødelægge mig selv fuldstændigt. Hvad skal jeg så gøre? Jeg er simpelthen nødt til at dø...

I min stat var der kun to muligheder: Enten vinder jeg, eller også dør jeg. Det er en persons ære at dø, mens man stræber efter at nå sit mål. Det var sådan, jeg tog det første skridt...

Jeg mente, at jeg var nødt til at etablere et solidt fundament for mit forehavende. Jeg var nødt til at forstå den menneskelige krops struktur. For at gøre det samlede jeg anatomi og fysiologibøger fra min fars bibliotek. Jeg fordybede mig i at læse disse bøger med respekt, ligesom en kristen læser Bibelen, fordi de var afgørende værker for min eksistens i denne verden...

Da jeg studerede kroppens indre funktioner, organer og indvolde, blev jeg dybt berørt af livets mysterium i naturen. Med overraskelse og dyb beundring måtte jeg anerkende den guddommelige skabelse og udviklede overbevisningen om, at der er en tæt forbindelse mellem tro og videnskab. At lære om metabolisme og cellefornyelse opmuntrede mig især. Menneskekroppen er ikke som en sten eller en gummistatue; den fungerer aktivt og er i stand til at forny sig selv. Hvis raske menneskers celler fornyer sig selv hvert syvende år, ville det tage mig ti år at slippe ud af min svaghedstilstand. Det ville tage mig femten år at nå frem til en almindelig krop. Ved at holde ud i tyve år og investere mit liv i det, troede jeg, at jeg kunne overgå det almindelige niveau. Om foråret vil et blommetræ blomstre endnu mere duftende, hvis det har udholdt en hårdere vinter. Følelserne ved denne beslutning fik tårerne frem i mine øjne...

Da jeg læste sætningen: "En udsøgt duft af forårets blommeblomster dannes netop, fordi den har udholdt vinterens strenghed under sneen," blev jeg rørt til tårer. Jeg havde brug for tålmodighed og ihærdig indsats! Min vej er utvivlsomt lang og vanskelig. Jeg må blive som en blommeblomst. Tålmodighed og anstrengelse!"

Ensomt studie :

"Efter at have læst om anatomi og fysiologi samlede jeg alle mulige bøger om fysiske øvelser, såvel som bøger om medicin, hygiejne og sportsfysiologi. Hver gang jeg stødte på en ny øvelse, ville jeg straks praktisere den og overveje den. Overfloden af øvelser tvang mig til at træffe valg. Jeg bør nævne, at jeg aldrig søgte en personlig metode; jeg ledte udelukkende efter en måde at redde mig selv fra min fysiske elendighed...

Så jeg tog en perfekt krop som model: knoglestrukturen, musklerne, formen, de indre organer og den atletiske kapacitet. På en måde var det latterligt for en så ussel person som mig at tage den ideelle krop som model... Derfor stoppede jeg ikke ved almindelige metoder, der sigtede mod triviel effektivitet, såsom simpel gymnastik, dyb vejrtrækning, afvaskning med koldt vand og et par hygiejnemetoder, der sigtede mod mindre velvære. Mit mål var at forbedre kvaliteten og effektiviteten af alle disse øvelser gennem en systematisk tilgang...

Jeg søgte en metode, der opfyldte følgende betingelser:

- Metodens praksis skal være aktiv snarere end passiv, da målet var at opnå en stærk og kraftfuld krop.

- Øvelsen skal være et mål i sig selv og ikke blot en forberedelse til en teknik.

- Træningen bør ikke kræve, at man bruger penge eller udstyr. Sundhed skal opnås gennem kroppens egen indsats.

- Vigtigst af alt er, at øvelsen ikke kræver særlig meget tid. Hvis øvelsen var lang, ville den blive svær at udføre dagligt og kunne føre til unødvendig træthed.

Så jeg byggede min beslutning om at gå i gang med denne kropsforvandling, og hver gang jeg hørte om nogen, der havde investeret sig selv dybt for at nå deres mål, studerede jeg oprigtigt deres tilgang. Hvor mange gange blev jeg ikke opmuntret af andre, når jeg næsten gav op? Fordi jeg ikke havde nogen sikkerhed for succes i mit forehavende, men jeg var nødt til at fortsætte uanset smerten ved at fejle...

Da jeg læste oversættelsen af romanen "Monte Cristo" (af Alexandre Dumas), blev jeg dybt berørt af en fange, der havde brugt syv år på at grave en tunnel og derefter måtte begynde forfra, fordi han havde gravet i den forkerte retning... Jeg ville bruge ti år på at få en krop, der var i stand til at undslippe sygdom, og efter femten år ville jeg have en normal krop. Jeg vil lykkes, jeg vil lykkes... En fange stræber efter at lykkes i sit fængsel; jeg er i det mindste i en fri verden. Hvordan kan jeg lade være med at prøve?

Hver gang jeg bad min far om en ny bog, købte han den til mig uden at spørge om mit mål. Han var bare glad for at se mig studere. Derhjemme, under mine mave- og muskelstyrkende øvelser, faldt jeg, ramte gulvet med mine fødder og hænder, rev tatamimåtterne i stykker flere steder, rykkede gulvstøtter løs, ødelagde eller punkterede skydedøre, men min far skældte mig aldrig ud. Tværtimod virkede han glad for at se mig, som altid havde været så syg, bevæge mig med sådan en kraft i dag. Lod han mig gøre det af kærlighed til og medlidenhed med et moderløst barn? Min far, ligesom min storebror, lod mig gøre, hvad jeg ville. På trods af min skrøbelighed var det takket være deres kærlighed, at jeg kunne fortsætte med at bygge min vej. Hver gang jeg mindes min fars kærlighed, får jeg tårer i øjnene ..."

Første præstation

"Intet er så ekstraordinært som en handling udført med vital beslutsomhed; ultimativ oprigtighed kan røre himlen. Det lykkedes mig at nå mit første mål.

For mit helbred blev hurtigt bedre. Farven på min hud ændrede sig. Mine arme, som var tynde som pinde, blev prydet med imponerende muskler, og mine skuldre blev brede. Jeg følte mig godt tilpas i min egen hud! Mit ansigt afspejlede vitalitet; mine øjne var levende, min næse og mund var spændte og fulde af styrke. Hvor var skyggen af det sygelige barn fra fortiden? Alligevel var der kun gået to år, siden jeg begyndte, og jeg troede, at det ville tage mere end ti år at opnå en almindelig krop ..."

Efter vores korte introduktion til Harumitsu Hida, skal vi dykke ned i hans effektive vejrtrækningsteknik, kendt som "Normal Posture Breathing Method". Denne metode er forfriskende ligetil, selv om den kræver, at du indtager en rygliggende stilling på et fast gulv. Formålet med dette valg er at lette korrektionen af rygsøjlen.

I denne tilbagelænede position indleder du øvelsen med en bevidst indånding, hvor du lægger vægt på at udvide maven og aktivere mellemgulvet. Når du ånder ud, lader du maven tømme sig naturligt.

Det er vigtigt at holde et jævnt tempo, hvor hver indånding varer mindst 4 sekunder, og hver udånding tager omkring 5 til 6 sekunder.

Denne rutine praktiseres ideelt i 10 til 20 minutter, enten en eller to gange om dagen.

Fordelene ved denne potente teknik er mange: Den øger lungekapaciteten betydeligt og er en fremragende øvelse til at genopfriske vores lungefunktion.

Desuden fungerer denne metode som en nulstilling af det autonome nervesystem, styrker immunforsvaret, justerer rygsøjlen, hjælper fordøjelsen og fremmer mental klarhed. I bund og grund udgør denne øvelse hjørnestenen i Hida Health Method.

www.ingramcontent.com/pod-product-compliance
Lightning Source LLC
Chambersburg PA
CBHW080733260726
48660CB00010B/3821